歯科医院の
トリセツ

笠間慎太郎／著

通院編

医歯薬出版株式会社

This book was originally published in Japanese
under the title of :

SIKA IIN NO TORISETSU : TSU-IN HEN
(Illustrated Guide to Dental Clinic : Visit the Clinic)

KASAMA, Shintaro
  Kasama Dental Clinic

© 2020 1st ed.
ISHIYAKU PUBLISHERS, INC.
  7-10, Honkomagome 1 chome, Bunkyo-ku,
  Tokyo 113-8612, Japan

はじめに

「歯医者が嫌いです」

会って早々、この言葉から人間関係を構築していく。

これを日々、経験しているのが歯科医師という職業かもしれません。

「歯医者を、好きになってください」

私はそんなことを言いたいのではありません。

嫌いと伝えた目の前の歯科医師は確かに一人かもしれません。

ですが、その後ろには、良い歯科医療のために

尽力している人達が大勢いたりします。

それを伝えたい一心で本書を執筆しました。

歯科治療への不安や恐怖が簡単に払拭できるとは思いません。

でもこの本を通して歯科に対する視野が広がって、

治療室が今までと少し違った景色になったとしたら、

これ以上に嬉しいことはありません。

お手にとり、そして本書に少しでも

ご興味を持っていただきましたことに心から感謝を申し上げます。

本書のイラストはすべて私が描きおろしました。

歯科のこと、歯科医院のことが伝わるよう、

さまざまな工夫をしています。

では、歯科の世界を一緒にのぞいていくとしましょうか。

かさま歯科クリニック院長　笠間慎太郎

お問い合わせの多いもの①
ホワイトニング編

第4章

お問い合わせの多いもの②
矯正編

第5章

お口のがん編

第6章

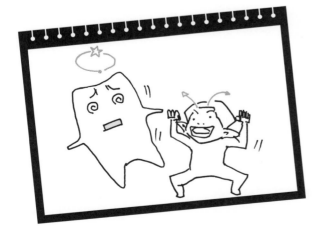

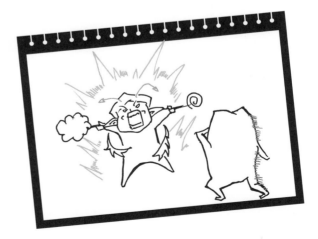

第7章 歯が悪くなる話編

第8章 歯が痛い理由と麻酔編

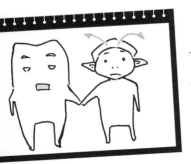

僕たちを
探してみてネ

本書掲載のイラストはすべて筆者本人による描きおろしです

装幀・ブックデザイン／奥卓丸(sakana studio)

歯科医院の
中身 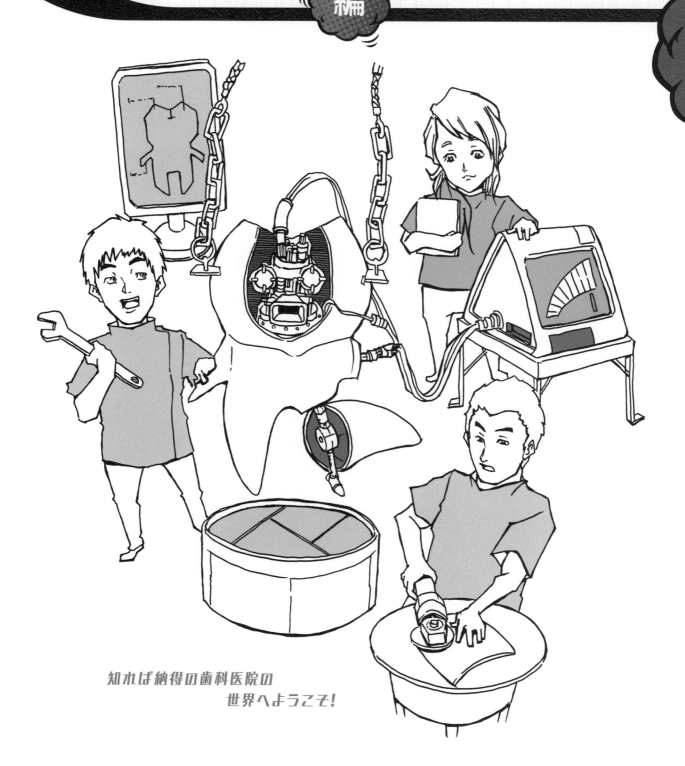編

第1章

知れば納得の歯科医院の
世界へようこそ!

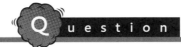
歯科医院のなかは、どうなっているの？

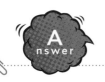
Answer

歯と口の健康を守る、さまざまな設備があります

患者さんが歯科医院に来ると、待合室で名前を呼ばれ、治療用のイスに通されます。そのころには緊張していたり、あるいは歯が痛かったりして、そのイス（「ユニット」と呼んでいます）が何なのか、どんな機械が付いているのか、観察する余裕はないかもしれません（治療中は顔を隠されたりもしますし）。ここではユニットには何が付いているのか、見てみましょう。

ユニットチェア解剖図

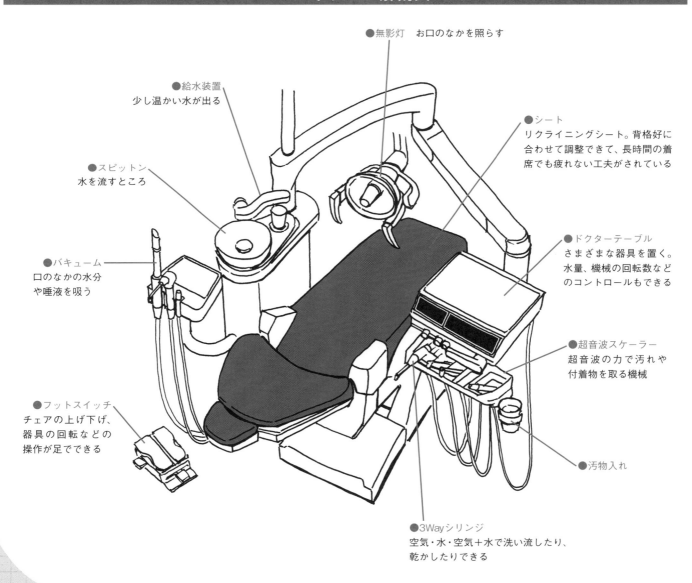

●無影灯　お口のなかを照らす

●給水装置
少し温かい水が出る

●シート
リクライニングシート。背格好に合わせて調整できて、長時間の着席でも疲れない工夫がされている

●スピットン
水を流すところ

●ドクターテーブル
さまざまな器具を置く。水量、機械の回転数などのコントロールもできる

●バキューム
口のなかの水分や唾液を吸う

●超音波スケーラー
超音波の力で汚れや付着物を取る機械

●フットスイッチ
チェアの上げ下げ、器具の回転などの操作が足でできる

●汚物入れ

●3Wayシリンジ
空気・水・空気＋水で洗い流したり、乾かしたりできる

患者さんは歯科医院に来ても、待合室と治療室、場合によってはレントゲン室くらいにしか足を運びません。しかし、歯科医院には治療を行い、スタッフを支える機能が備わっています。ここではある歯科医院の内部を覗いてみましょう。

歯科医院解剖図

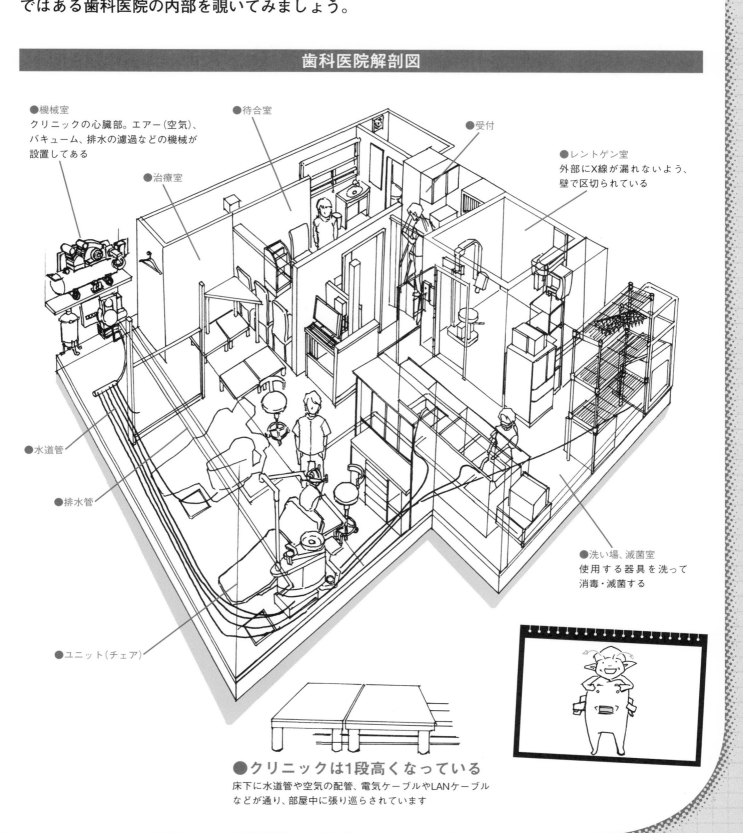

●機械室
クリニックの心臓部。エアー（空気）、バキューム、排水の濾過などの機械が設置してある

●治療室

●水道管

●排水管

●ユニット（チェア）

●待合室

●受付

●レントゲン室
外部にX線が漏れないよう、壁で区切られている

●洗い場、滅菌室
使用する器具を洗って消毒・滅菌する

●クリニックは1段高くなっている
床下に水道管や空気の配管、電気ケーブルやLANケーブルなどが通り、部屋中に張り巡らされています

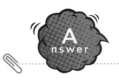
歯科医院では、だれが働いているの?

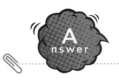
A
nswer

口の健康を守る専門家と、歯科医院を支えるスタッフがいます

歯科医院でみかけるスタッフは、主に以下の4職種です。

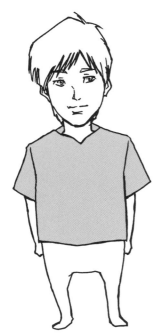

●歯科医師

国家資格で、6年制の大学を卒業。検査・診断の後、治療計画の立案と施術を行います

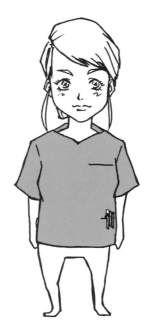

●歯科衛生士

国家資格で、大学や3年制（現在）の専門学校を卒業。専門的な歯の清掃や、患者さんへの保健指導のプロです

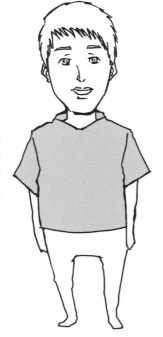

●歯科技工士

国家資格で、大学や専門学校を卒業。入れ歯や差し歯などを製作します。院外の歯科技工所（ラボ）で働いていることが多いです。時に、歯科医院に併設されている院内ラボで働いている場合もあります

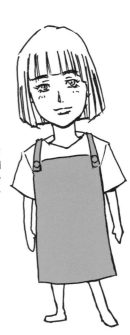

●歯科助手

任意の資格はあるが、なくてもできる。受付、会計などの患者応対や、診療の補助、医院で使う器具・機材の管理などを行っています

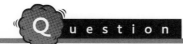
歯科医院のなかは、何が行われているの?

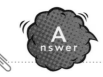
Answer

患者さんの歯と口の健康を守るためには多くの業務があります

歯科医院で行われているのは、歯の治療だけではありません。予約を受け付けて管理したり、器具を洗ったり、材料を整理したり。治療をするためのさまざまな業務があるのです。

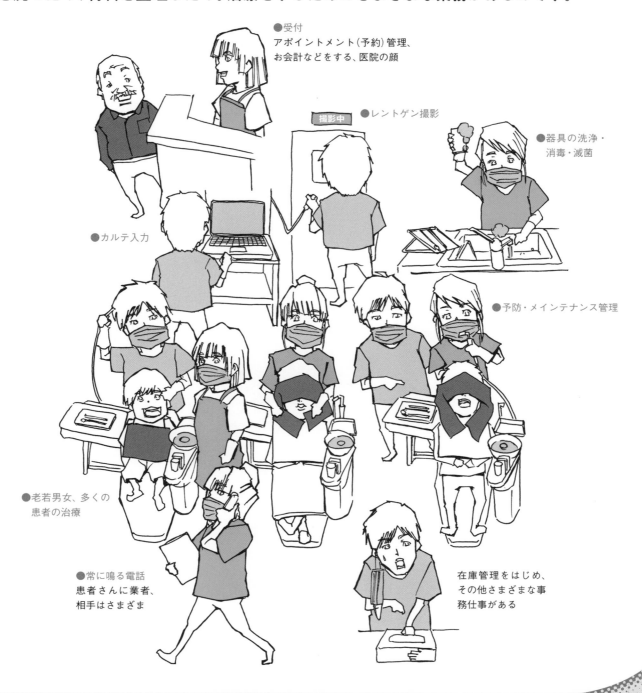

●受付
アポイントメント（予約）管理、お会計などをする、医院の顔

●レントゲン撮影

撮影中

●器具の洗浄・消毒・滅菌

●カルテ入力

●予防・メインテナンス管理

●老若男女、多くの患者の治療

●常に鳴る電話
患者さんに業者、相手はさまざま

在庫管理をはじめ、その他さまざまな事務仕事がある

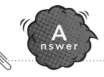
歯科医院って、
どうやってオープンするの?

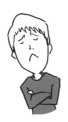
Answer

さまざまな準備があります

歯科医院が新しくオープンする(「開業」といいます)ためには、いろいろなステップを踏みます。
開業に至るまでの、一般的な流れを見ていきましょう。

①計画を立てる

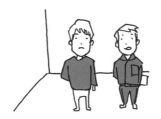

開業2〜1年前。どこで、どのような医療をしたいか、考えます

②開業地決定

開業8カ月前。どの地域のどのような場所に医院を開くかはとても重要です

③資金調達

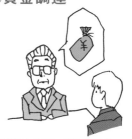

開業6カ月前。どこにでもついてまわるお金の話。歯科治療のための機材って高価なのです

④着工

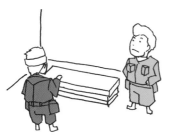

開業4カ月前。内装工事などが始まります。理想の歯科医院に近づいていきます

⑤求人

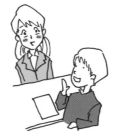

開業3カ月前。一緒に働く仲間を募ります

⑥広告・宣伝

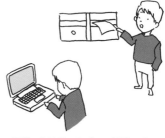

開業1カ月前。まずは、地域の人に医院のことを知ってもらうことが大切です

⑦届け出

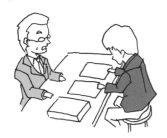

開業1カ月前。医療行為をするためには、色々と届け出をしなければなりません

⑧内覧会

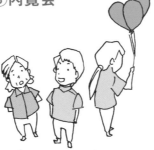

開業3日前。どんな歯科医院か、近所の人に見てもらいます

⑨そしていよいよ開業

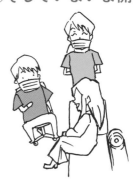

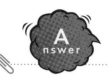
歯科医院って、どれくらいあるの？

Answer

コンビニより多いですが、
美容室より少ないのです

「歯科医院のほうがコンビニより多い」と度々メディアで騒がれます。
実際、歯科医院とコンビニでは歴史が100年違うので、いまだかつて軒数
が抜かれたことがない！
でも実は、数だけでいえば美容室のほうが歯科医院の3倍以上あったり
します。この3つの業態では歴史や仕事の内容がそれぞれ違うので、
単純に比較してよいものではありません。

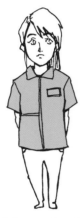

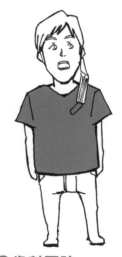

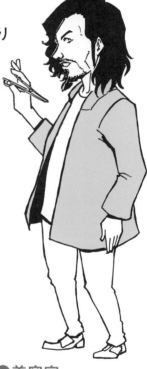

●コンビニエンスストア

約55,000軒
1962年からこうした業態がある

●歯科医院

約68,000軒
日本の歯科医師の歴史は1865年に
遡れます

●美容室

約240,000軒
日本の美容師の資格は1957年から
あります

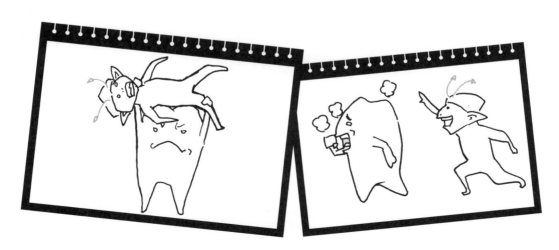

図解：歯科にまつわる諸々

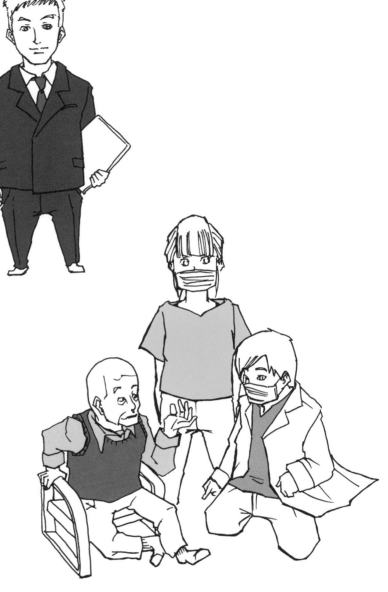

●材料屋さん

歯科では、本当にたくさんの材料を使用します（右の図解参照）。その納入をお願いするのが、材料屋さん。新しい材料を教えてもらうことや、機械が壊れたときの対応もしてもらいます

●超高齢社会の歯科

65歳以上の人が全人口の21％以上の社会を超高齢社会といいます。日本はまさにこの超高齢社会にあります。
患者さんのお宅で歯科診療をする訪問歯科診療は、今後さらに需要を増してくるでしょう

●歯科医師のタイプ

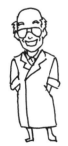 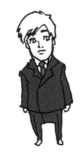 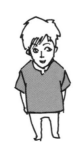 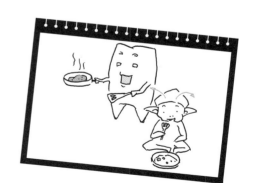

・研究、教育
大学や専門学校、予備校
など

・行政、政治
公務員や国会議員など

・臨床医
開業医、勤務医など

「歯科医院で働いている歯科医師」以外にもさまざまな働き方があります。最近は、歌手、芸能人、YouTuber、ブロガー、作家など、多彩な歯科医師がいます

図解：歯科医院で使われている道具

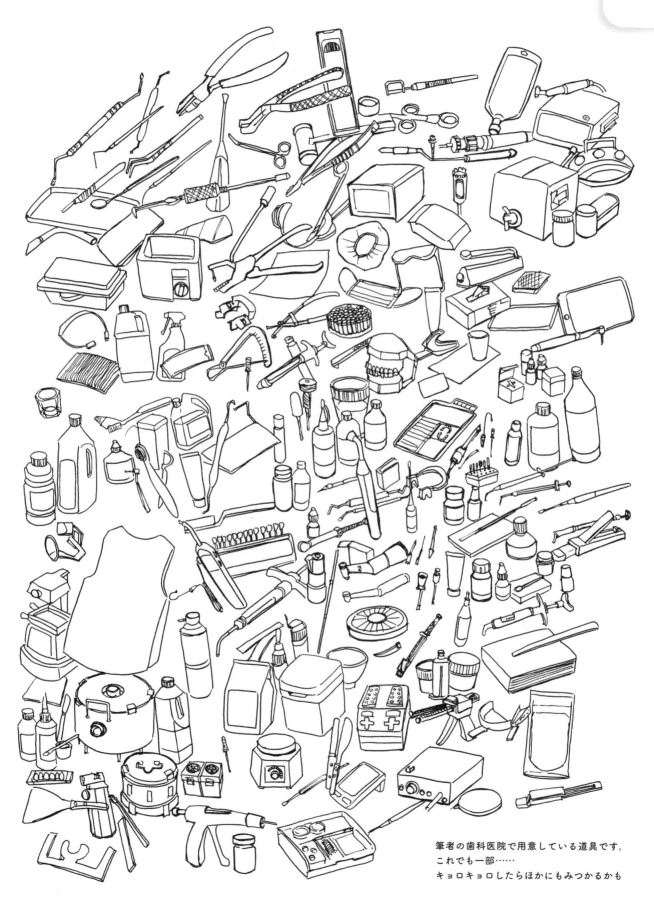

筆者の歯科医院で用意している道具です。
これでも一部……
キョロキョロしたらほかにもみつかるかも

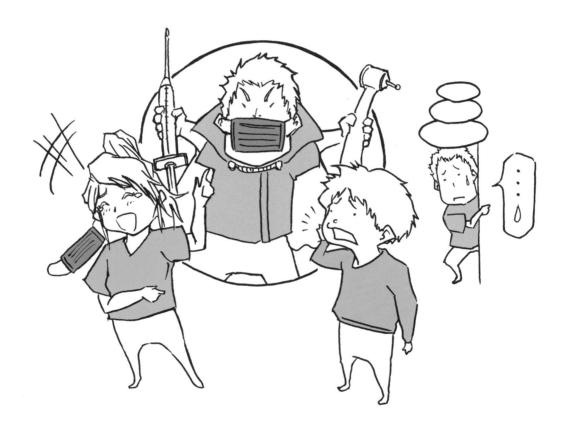

歯科医院への通い方

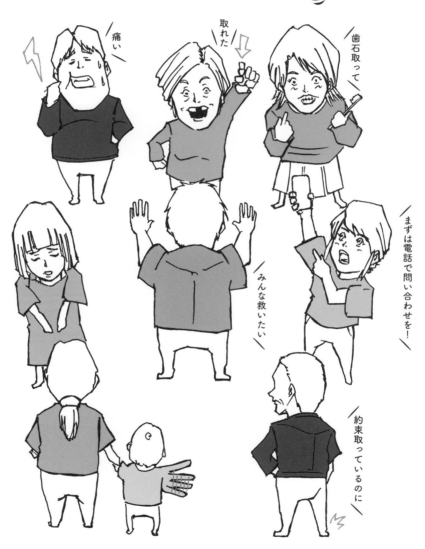

第2章

痛い

取れた

歯石取って

みんな救いたい

まずは電話で問い合わせを！

約束取っているのに

『今すぐなんとかして！』
わかります、その要望。歯科医師としてなんとかしたいですが、
診察は基本、約束（予約）が優先です。
予約が空いていれば、もちろんすぐ診ます。
でも、難しいときもあります。
（命の危険や極めて緊急性が高い時は話は別です。
ほとんどそうしたケースはないですが……）

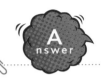

そもそも、いつ歯科医院に行けばいい？

Answer **お口のことで困ったら来院してください**

歯科医院に来るのは「歯が痛い！」という場合以外にもあります。せっかくだから、自分の通っている歯科医院を、あるいはご近所の歯科医院を、有効活用してみてください。

●痛くなったとき・思い出したとき

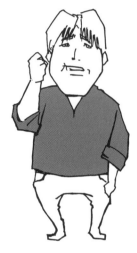

とにかくこれ！ あとは以前、治療途中で通うのを止めてしまったが、痛くなったからまた来る人も少なくありません

●定期健診・メインテナンス

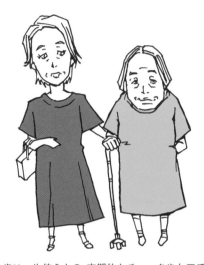

歯は一生使うもの。定期的なチェックやケアで、一生健康なお口で過ごしたいですね

●子どもが歯科健診で指摘され

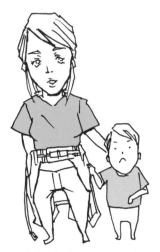

子どもの歯磨き中、気になることがあった。1歳半健診、3歳健診、学校健診で指摘されたことがあった、など

●セカンドオピニオンで

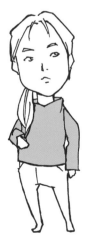

抜歯や自由診療、インプラント治療など費用や時間のかかる治療を考えている方が、他の医院にその治療の意見を聞くことをセカンドオピニオンといいます

●転院で

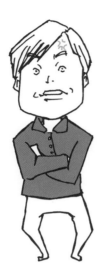

今通っている歯科医院ではいつまでも
治らない、高額、予約が取れない、その医
院の医師が嫌い……

●突然気づいた

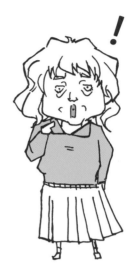

テレビで見た、ガンが怖い、友達から
いろいろ聞いた……(p.45へ)

●審美歯科・矯正で

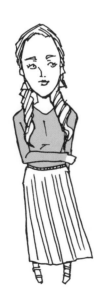

美と健康は口元から。歯を白くしたい、
整えたい、さまざまなお悩みやコンプ
レックスを改善できるかもしれません。
(ホワイトニングp.31、矯正p.35へ)

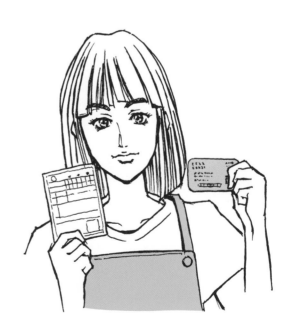

歯科医院受診の際は
保険証や医療証をお忘れなく!!
（一部医療機関を除く）

予約のキャンセル、してもいいですか?

早めに連絡してください。
とくに、無断キャンセルはおやめください

大きな準備が必要な処置や、長い時間がかかる治療の日に無断キャンセルがあると、大打撃です。

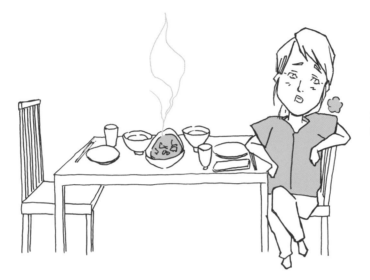

気合いを入れて料理を作ったけれど……
無駄になった。それと同じ気持ちです

ご家庭でもやっていませんか?

とくに、一家揃って予約いただいて、キャンセルがあると厳しいです。

姉　　　　母　　　　弟

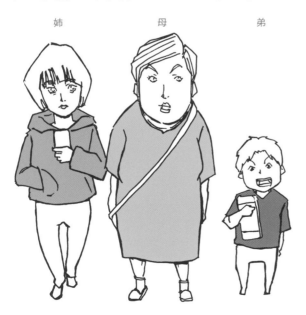

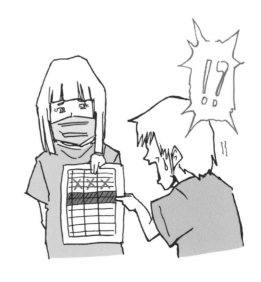

1人30分の予約で3人が来ないと、その分が一気に空いてしまいます。
予約を取りたい他の患者さんが来られなくなります。

でもね、同じ人間、気持ちはわかるんです。

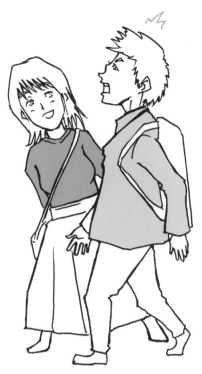

①予約を忘れていた、病気・仕事・不幸など、仕方ないときもあります

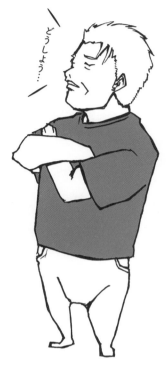

②キャンセル後、期間が経過すると行きづらい？ でも、大丈夫、またいらしてください

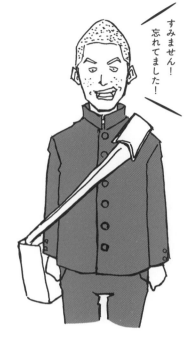

③すみません！ 友達と喋っていたら忘れていました！
↑これくらいの気持ちでも大丈夫です

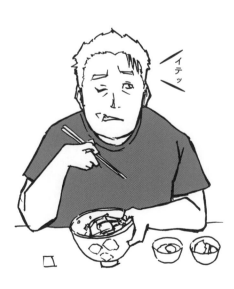

④とくに治療の途中で放っておくと大変なことになってしまうことがあります

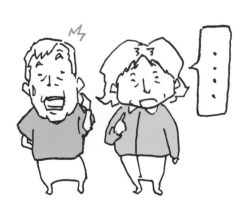

⑤時に祖母が…母が…病気が、命が、とかの話が出るときがありますが、落ちついたら来てください

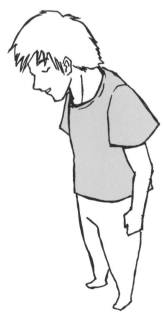

⑥医療者としては、精一杯治療したいので何卒ご協力、お願いします

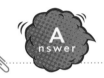

Question

予約のキャンセルはどうすればいい?

Answer

早めにご連絡をいただけると助かります

予約のキャンセル連絡は直前がほとんど!!　連絡は早いほど助かります。その時間は空きになるしかないからです。

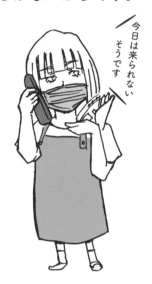

今日は来られないそうです

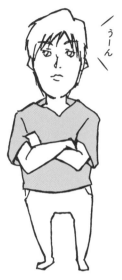

うーん

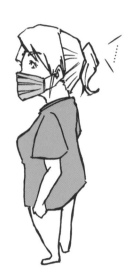

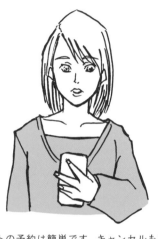

ネットの予約は簡単です。キャンセルも簡単。だからこそ、つい忘れがち……

ちなみにこんなとき……

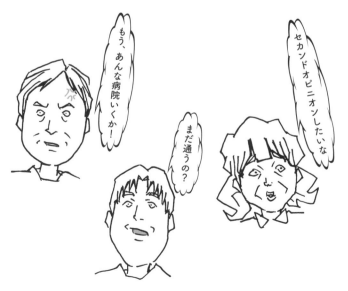

もう、あんな病院いくか!

まだ通うの?

セカンドオピニオンしたいな

行かないと決めたら、連絡はやはりください!

次の予約はしなきゃダメ?
予定が立たない、気が向かないなら、

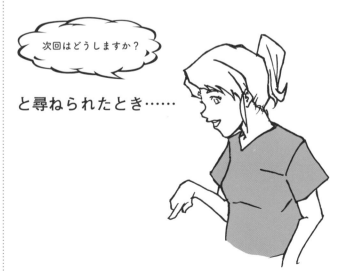

次回はどうしますか?

と尋ねられたとき……

無理に予約せず、「また連絡します」でオッケーです。

22

図解：歯医者から足が遠のく理由

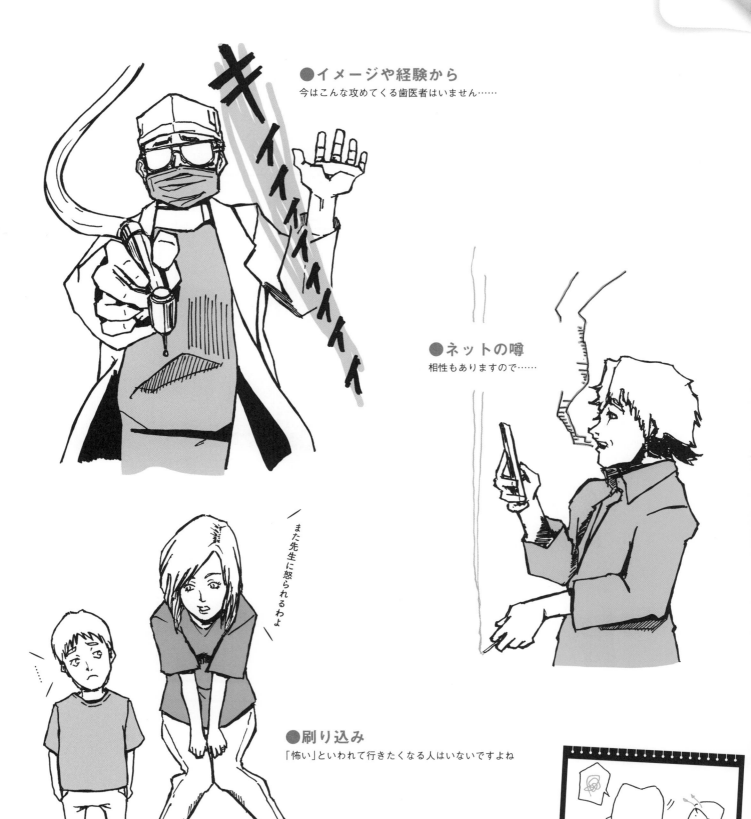

●イメージや経験から

今はこんな攻めてくる歯医者はいません……

●ネットの噂

相性もありますので……

また先生に怒られるわよ

●刷り込み

「怖い」といわれて行きたくなる人はいないですよね

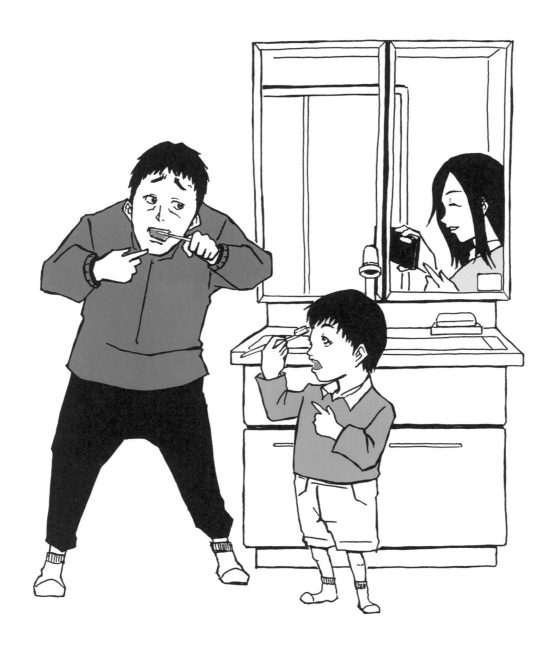

歯科医院へ子どもの ころから通う 編

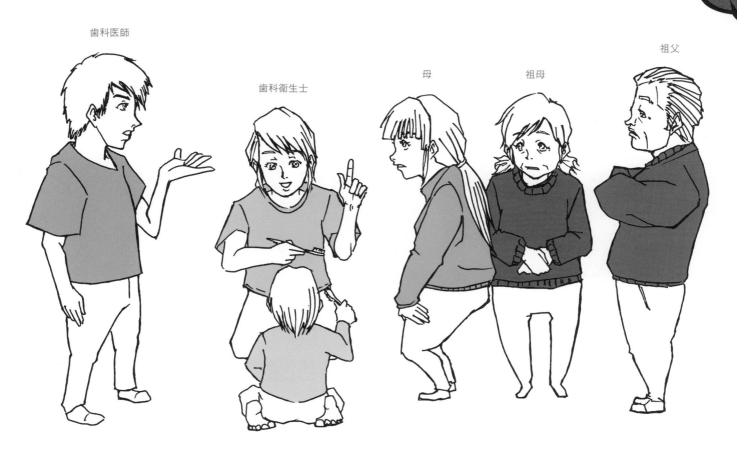

第3章

歯科医師　歯科衛生士　母　祖母　祖父

歯科疾患の多くは生活習慣病です。
幼いころからお口のケアという習慣が身につけば、一生モノなのです。
お子さんのお口の健康は一家全員、育児に参加する全員で守っていくものです。

いつから歯科医院に通うとよい？

Answer

口のなかの健全な成長を考えると、早い段階から歯科医院に通うことをおすすめします！

子どもの成長を考えれば、妊娠中から歯科医院に通うことをおすすめします。

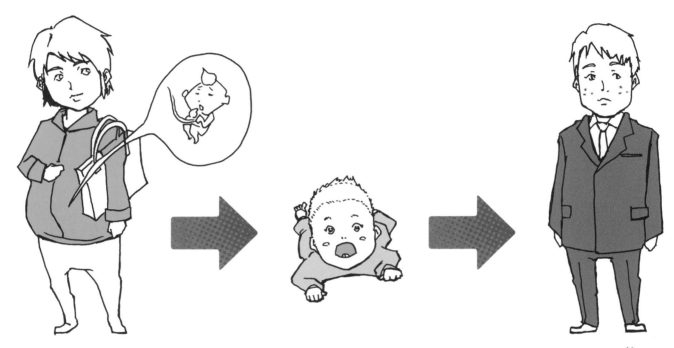

歯周病にかかると早産の危険性が増すともいわれていたりと、妊娠中もしっかりとお口のコントロールをすることが大切です。さらに乳歯の素_{もと}はお腹のなかで作られますので、この時期も歯の成長にとっては大切です。ご自身の歯に対するモチベーションはそのまま出産後のお子さんに伝わります。歯に関する正しい知識とモチベーションによってお口のトラブル知らずのお子さんにすることも可能です

乳歯の特徴

乳歯はまさに子どものように丸っこくて、乳白色で、弱々しくて小さいです。しっかり、守りたいですね。「どうせ抜けるからいい」なんて、決して思ってはイケマセン。乳歯は永久歯が生えるための道しるべです

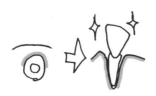

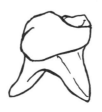

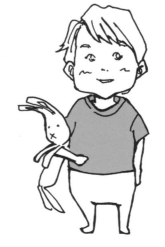

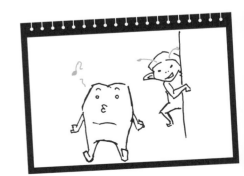

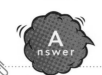
むし歯のない子にもできるの?

A nswer **生涯むし歯のない子にできるかもしれません**

むし歯の原因となる菌は感染します。だから、感染しなければむし歯はできないとされています。

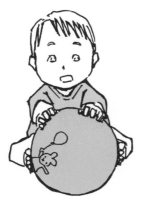

①実は、子どもが生まれたとき、口のなかにはむし歯菌はいません

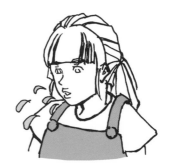

②むし歯菌を持っているヒトの唾液から感染するといわれています

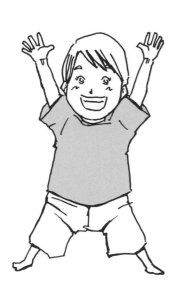

③つまり、3歳くらいまで(乳歯が生え揃うまで)にむし歯菌に感染しなければ、むし歯に困らない子どもにすることができるとされています

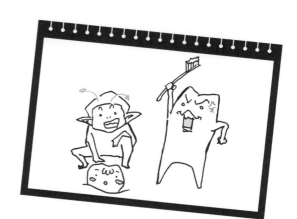

どうやってむし歯菌の感染を防ぐ？

A nswer　唾液に注意してください

子どもの口をむし歯菌に感染させないためには、要は大人の唾液が子どもの口に入らなければよいわけです。だから……

●かわいくても子どもとの
口と口のキス禁止

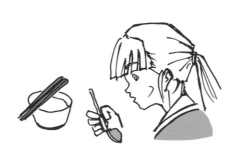

●食器の共用や、フーフーの禁止

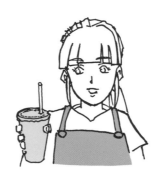

●回し飲みにも注意

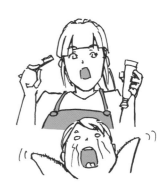

●そしてもちろん、歯磨きと
フッ素をしっかり使用する

ただし、気をつけていても……

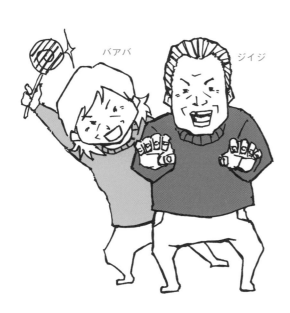

バアバ　　ジイジ

●祖父母や親戚、第三者の存在。親の目の届かないとこ
ろでは何が起きているかわかりません

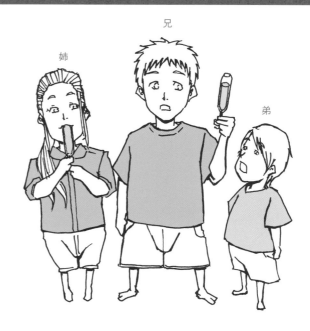

姉　　兄　　弟

●兄弟がいると、末っ子はお菓子デビューが早いので要注意

図解：乳歯と永久歯が生える時期

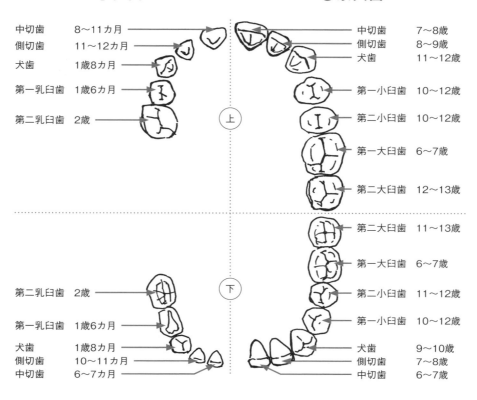

●乳歯

中切歯	8〜11カ月
側切歯	11〜12カ月
犬歯	1歳8カ月
第一乳臼歯	1歳6カ月
第二乳臼歯	2歳

（上）

第二乳臼歯	2歳
第一乳臼歯	1歳6カ月
犬歯	1歳8カ月
側切歯	10〜11カ月
中切歯	6〜7カ月

●永久歯

中切歯	7〜8歳
側切歯	8〜9歳
犬歯	11〜12歳
第一小臼歯	10〜12歳
第二小臼歯	10〜12歳
第一大臼歯	6〜7歳
第二大臼歯	12〜13歳

（下）

第二大臼歯	11〜13歳
第一大臼歯	6〜7歳
第二小臼歯	11〜12歳
第一小臼歯	10〜12歳
犬歯	9〜10歳
側切歯	7〜8歳
中切歯	6〜7歳

おおよそ歯の生える年齢（個人差はあります）

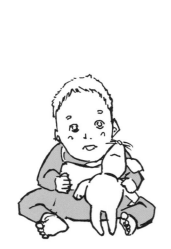

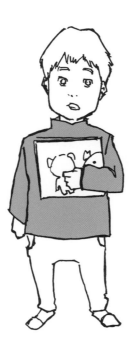

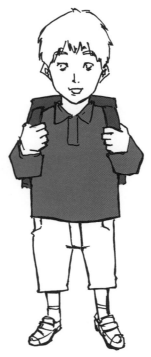

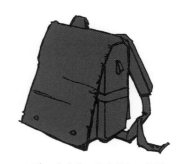

半年　乳歯の生えはじめ

3歳　乳歯が生えそろう

6歳　乳歯の抜けはじめ。永久歯の生えはじめ

12歳　永久歯の生え替わり終了

歯が取れてもア○ンア○フアはやめての巻

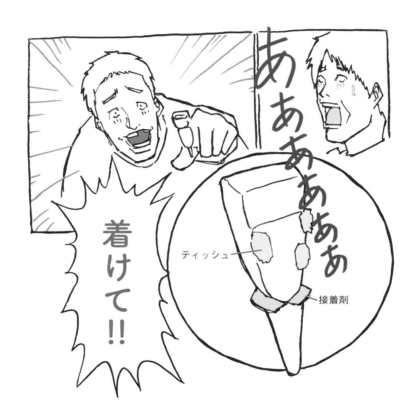

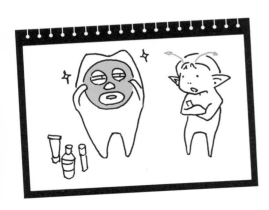

ホワイトニング 編

第4章

ホワイトニング & 歯列矯正

はこれからの女子のマスト！

濃いめの口紅に
白く輝く歯で
コントラストもつけて

やっぱり
マスクの下も
手を抜きたくない

カジュアルなコーデの
なかにも整った歯並びが
ポイント！！

外国人は
口元に厳しい
かも

街角で外国人に
尋ねられても平気！

tooth whitening

綿
①まずクリーニング
②準備
歯ぐきを守る薬

↑マスクを取ってもきれいな
お姉さん衛生士さん

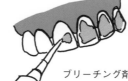

③薬を塗って
④ライトを当てる
⑤薬を落とす

歯の色が濃いときは
これを繰り返す！

ブリーチング剤
（結構強い薬。光で活性化する。医療機関
でないと使えません）

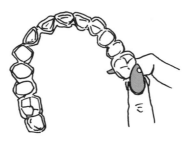

マウスピース矯正！

彼にもバレず続けられる！

ホワイトニングって、どういうことなの？

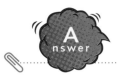

Answer

ホワイトニングは薬剤で
色素を分解して歯を白く見せます

歯の表面のエナメル質は六角柱の集まりです。特に柱と柱の間にはたくさんの色素ちゃんがいて、光にあたったホワイトニングさんが近づくと、色素ちゃんたちはバラバラになっていきます。すると、歯が白く見えるのです。

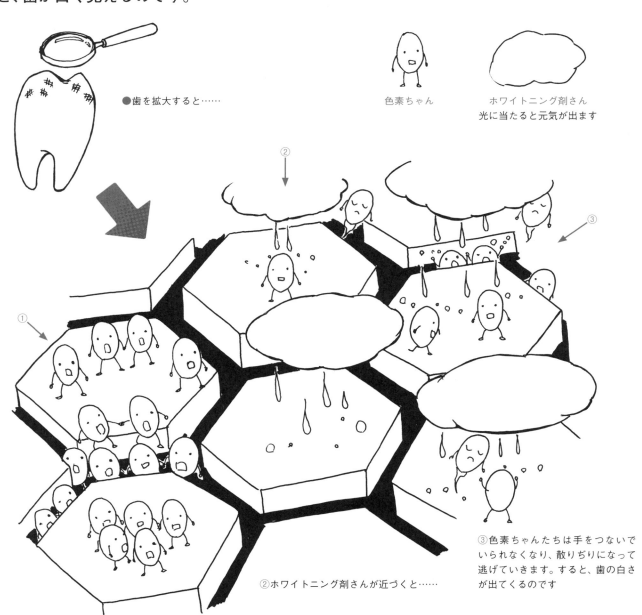

●歯を拡大すると……

色素ちゃん

ホワイトニング剤さん
光に当たると元気が出ます

③色素ちゃんたちは手をつないでいられなくなり、散りぢりになって逃げていきます。すると、歯の白さが出てくるのです

②ホワイトニング剤さんが近づくと……

①色素ちゃんたちは歯の表面にいっぱいいます
（仲良く手をつないでいるので、歯に色が付いて見えます）

Question

家と医院でやるホワイトニング、違いは？

Answer 医院でやるホワイトニングと、ご家庭でやる
ホワイトニング、やはり違いはあります

歯の白さを取り戻すホワイトニング。これを歯科医院でやるか、ご家庭でやるかは結構悩みますね。これは、髪の色を染める（ブリーチする）ことに置き換えると、利点・欠点などがわかってくると思います。

●歯科（ホワイトニング）　　　　　　　　　　●髪の毛（ブリーチ）

●プロによる作業（オフィスブリーチ）

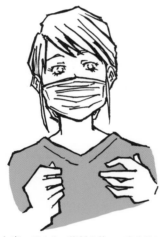

歯をちゃんと磨いてから、薬剤を使い、安全性に気をつけ、ムラがないように施術。ホワイトニング後のケアも万全

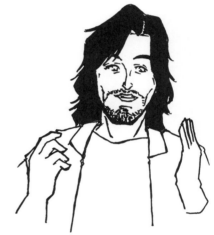

髪をきちんと洗ってから、濃剤を使い、安全性に気をつけ、ムラがないように施術。ブリーチ後のケアも万全

●自宅での作業（ホームブリーチ）

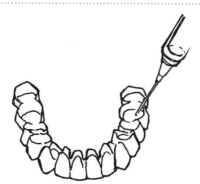

手軽だけど、薄い薬剤しか使えない。ときにムラもでる

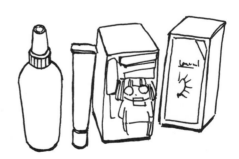

手軽だけど、薄い薬剤しか使えない。ときにムラもでる

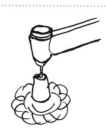

白さを維持するには、歯磨きも大切です。
さらに、定期的な歯科通院によるクリーニングも必要です！

クリーニングとホワイトニングって違うの?

Answer
歯のクリーニングは「汚れを落とすこと」、
ホワイトニングは「歯自体の色を落とすこと」と考えてください

●とげぬき地蔵のこの光景は「クリーニング」

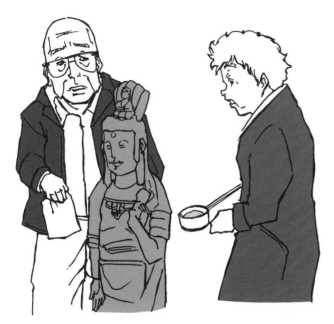

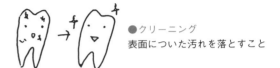

●クリーニング
表面についた汚れを落とすこと

●もしお地蔵さんが白くなったら「ホワイトニング」

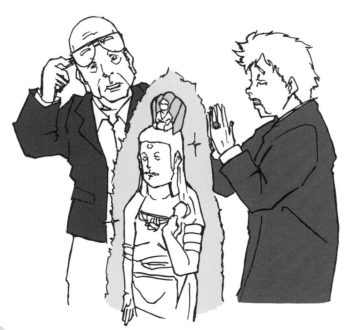

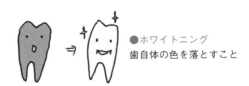

●ホワイトニング
歯自体の色を落とすこと

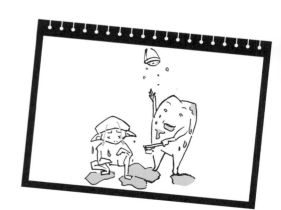

お問い合わせの多いもの②
矯　　　正

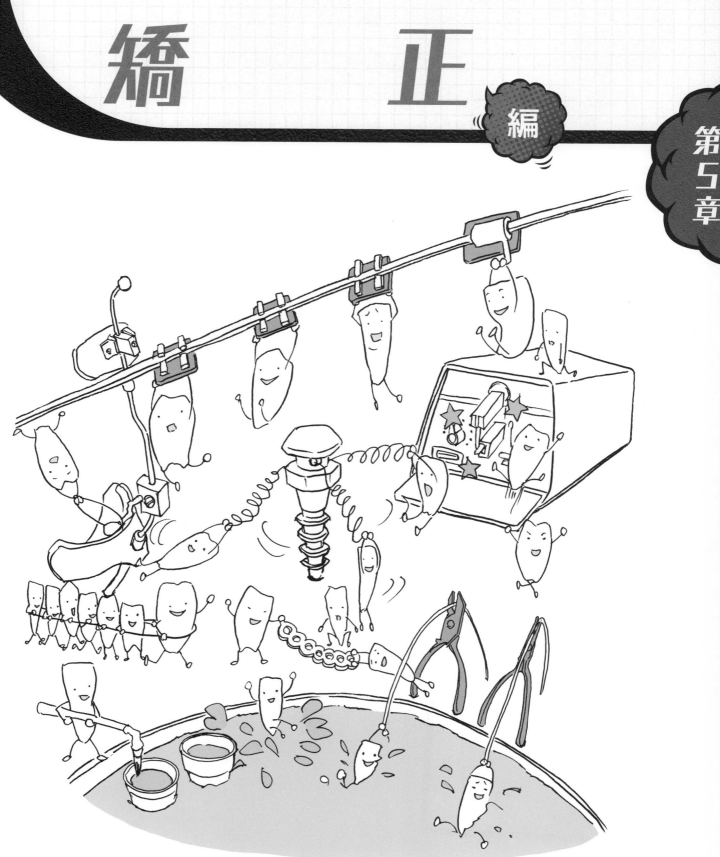

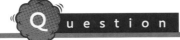

第5章

歯の矯正ってどういうこと?

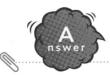

歯がきれいに並んでいないので、スペースを作ったり詰めたりして、きれいに並ばせることです

「矯正」とは、辞典を引くと「良くないもの、曲がっているものを正しく直すこと」という意味が出てきます。では歯(とくに歯並び)の矯正はどのようなものか、見ていきましょう。

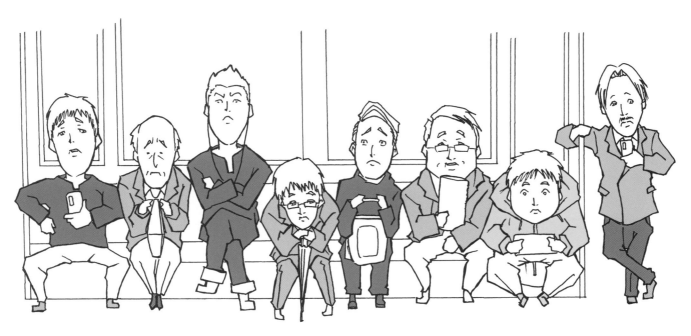

①たとえば、上の座席の状態。座っている人全員が窮屈そうで、なおかつ右端に座りきれていない人が一人立ったままです。これをどう整理するかというと……

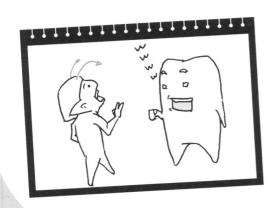

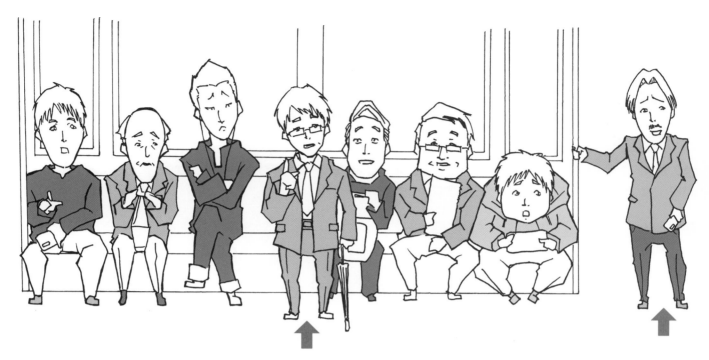

②まずは、移動してくる人をピックアップします。
今回の席の場合、2人が電車を降りてくれそうでした（歯でいうと抜歯になります）。

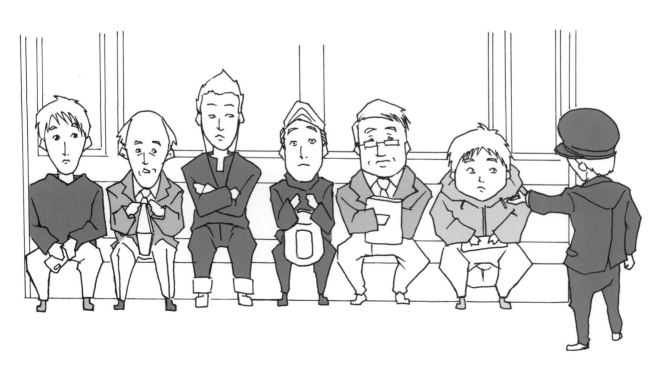

③続いて、席を全体的に詰めてもらいます。
こうすると、全員が詰めて座れるようになりました。（注：抜歯するかどうかは専門医師によって判断が違います）

Question

歯の矯正は具体的にはどうやるの?

A nswer ブラケットとワイヤーを使ったものが一般的です

歯の矯正にはいろいろなやり方がありますが、従来からの方法が「ブラケット」と「ワイヤー」を使い、歯の位置を治していく方法です。

●ブラケットの使い方

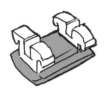

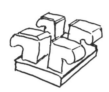

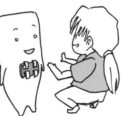

●ブラケット(金属)

●目立ちにくいプラスチックやセラミックもある

●歯に直接接着剤でくっつけます

●ワイヤーを通す

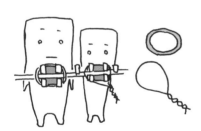

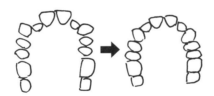

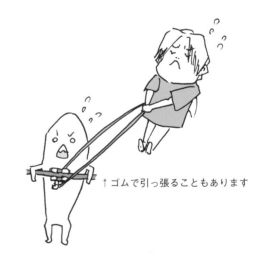

●ワイヤーはブラケットにリングや結紮線で固定する。ワイヤーを締めることで歯を動かす

●ワイヤーは何年もかかる矯正期間中、何度も交換します

↑ゴムで引っ張ることもあります

●目立たなくすることもできる

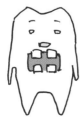

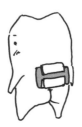

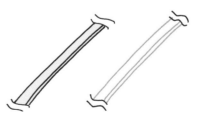

●表側の矯正

●裏側(舌側)の矯正(リンガルなどとも呼ばれる)。外からは見えにくく目立たないが難しく費用も高くなる

●ブラケットもワイヤーも、白いものを使えば目立たなくすることができます

●矯正中の注意点

●プラーク(ばい菌の塊)

●むし歯

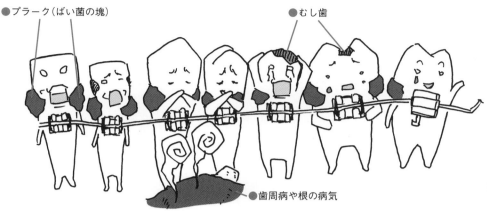

●歯周病や根の病気

●親知らずが痛くなる

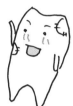

矯正中はむし歯や歯周病になりやすくなります

①矯正前にむし歯や歯周病をきちんと治す
②ケアしづらい環境になるので、セルフケアを徹底
③歯科医院での定期的なむし歯や歯周病のチェックとメインテナンスをする
(一般歯科のない矯正専門医院では、他院を紹介してもらいましょう)

●矯正装置を外した後は？

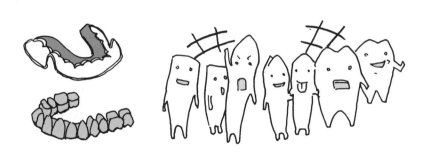

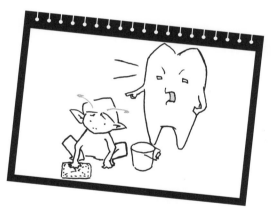

矯正治療後、歯の安定を維持するために入れる入れ歯やマウスピースタイプの装置を
リテーナーといいます。矯正後、そのままにしておくと歯は自由に動きはじめます。歯
は一生動き続けるもの。リテーナーはずっと入れておくのが望ましい

●最近よく聞くセラミック矯正って？

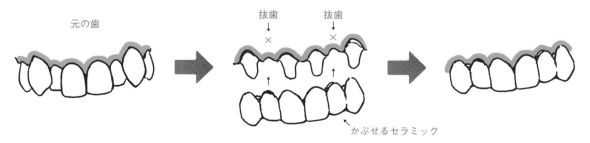

元の歯

抜歯　抜歯

かぶせるセラミック

歯を抜いたり削ったりした後にセラミックをかぶせる治療(歯冠修復)です。歯列矯正ではありません

最近流行っているマウスピース矯正って?

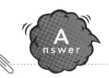

**マウスピースをかぶせて少しずつ
歯を理想の歯並びに近づけていく矯正方法です**

マウスピース矯正はたしかにブラケットやワイヤーを使用するよりもお手軽に見えますが、適用できない場合もあります。

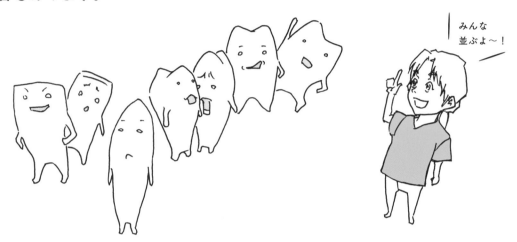

●ブラケット矯正

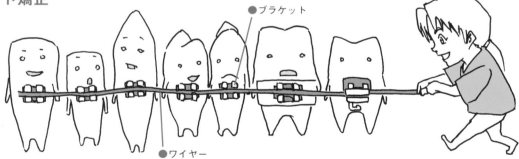

●マウスピース矯正

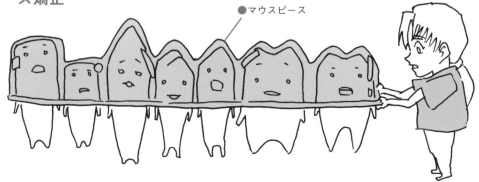

マウスピース矯正は目立ちにくいし手軽ですが、やはり症例、つまり歯並びによっては難しいことも報告されています。専門の歯科医師と十分に相談して治療を受けるようにしましょう。ワイヤーと同様にマウスピースも歯が動くのに合わせて交換していきます

歯の矯正はいつやればいいの?

A nswer　小児期からやると、成長を利用できます

早い時期から矯正を始めると、成長を見越して対応ができるため、
子どもにとって歯を抜く負担が少ない場合があります。

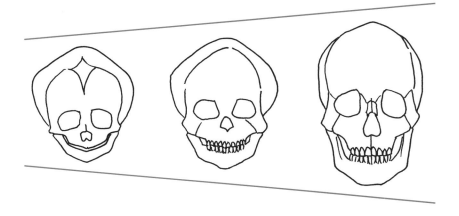

乳歯が抜け始める幼稚園〜小学校低学年くらいからが矯正の適応になりますので、
健診などで指摘されたら検討するのもよいでしょう

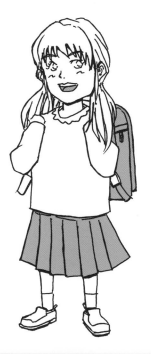

人生で二度とない成長というチャンスを逃さないために……

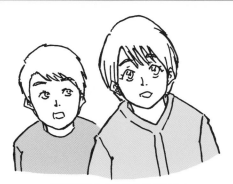

●費用は大人ほどかかりません

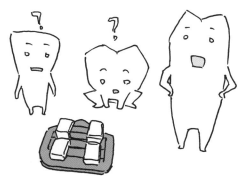

●基本的に乳歯にはブラケットはあまり使いません

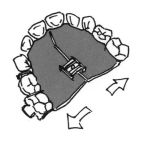

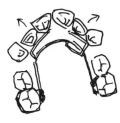

●こういう入れ歯のような装置を口の中にいれます

●歯を誘導して意図した位置に

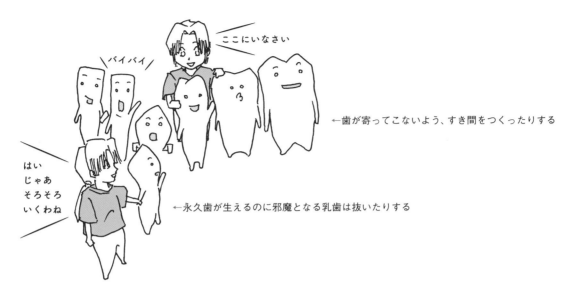

ここにいなさい

バイバイ

はい じゃあ そろそろ いくわね

←歯が寄ってこないよう、すき間をつくったりする

←永久歯が生えるのに邪魔となる乳歯は抜いたりする

●治療選びのコツは、担当ドクターとの相性

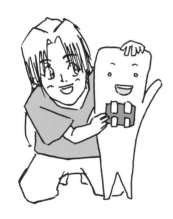

矯正治療は長くかかります。ドクターとの
相性はとても重要になります

●といっても成長がどうなるかはわからない

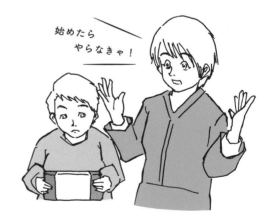

始めたら
やらなきゃ！

頑張るのはお母さんだけではない。君もだ！

●必ずしも大人になってから矯正はしなくてよいというわけではありません

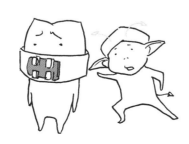

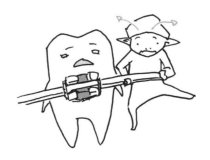

●ちなみに、親の顔の形はおおむね遺伝するようです

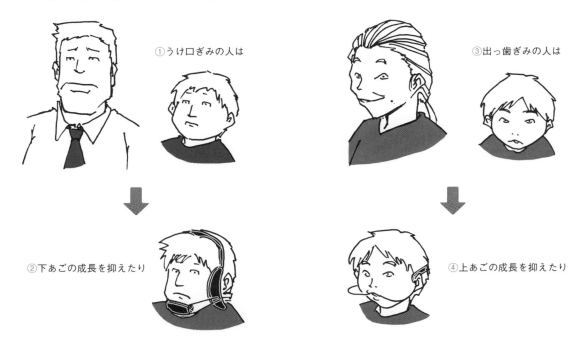

①うけ口ぎみの人は

③出っ歯ぎみの人は

②下あごの成長を抑えたり

④上あごの成長を抑えたり

子どもでは頭の骨の成長方向に手を加えます。大人では成長が使えないので、手術になります。つまり、小児矯正をすることによって、手術を回避できる可能性が高くなります

●出ているところは引っ込めて、引っ込んでいるところは出す。骨にまで触るのが外科矯正です

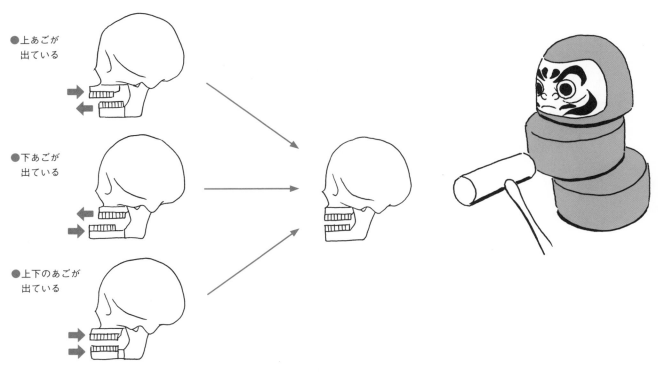

●上あごが
　出ている

●下あごが
　出ている

●上下のあごが
　出ている

大人の矯正では骨ごと動かさないといけない時があります

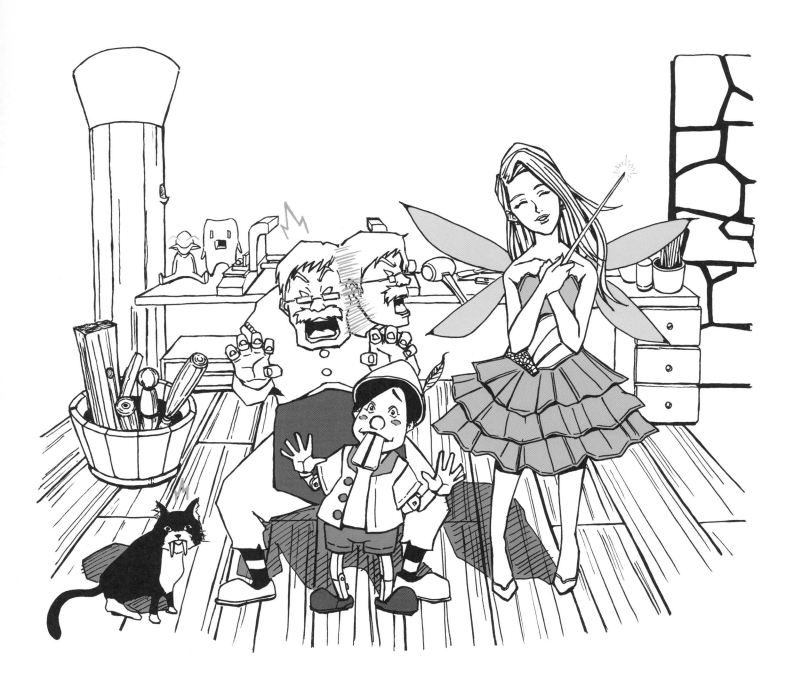

お口のがん 編

第6章

がんは2人に1人がかかり、3人に1人が亡くなる病気です。
お口のなかも例外ではありません

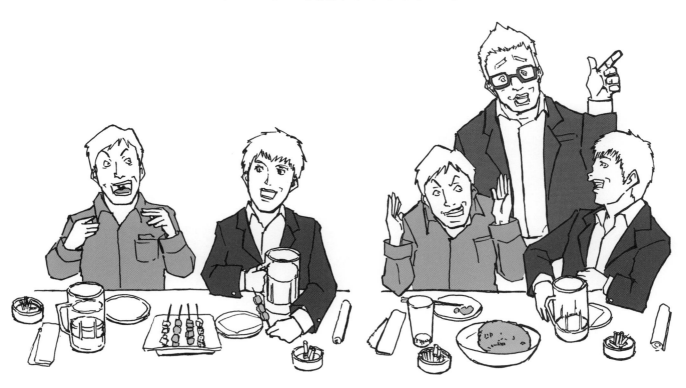

2人に1人ががんになる　　　　　　　　　3人に1人ががんで亡くなる

全てのがんのうち、口腔がんは全体の2～3%程度といわれています

口にもがんはできるの?

舌や歯ぐきなどに
がんが発生することはあります

口のなかだろうと、身体の他の部位だろうと、がんができるというのは心身ともに大変なことになるでしょう。まずは、基本的な情報を知って、今後の予防に心がけましょう。

● 口のなかのがんの発生部位

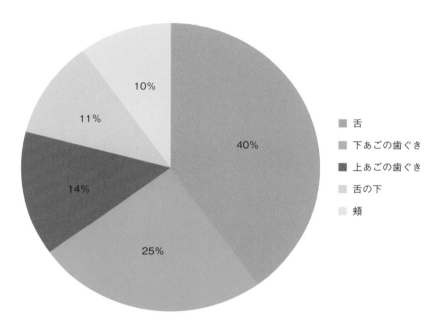

40%

25%

14%

11%

10%

■ 舌
■ 下あごの歯ぐき
■ 上あごの歯ぐき
■ 舌の下
■ 頬

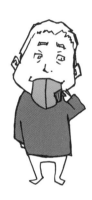

全体の40%を占めるのは舌がんですが、さらにその80%は舌の横の部位にがんが発生します

● 口のなかのがんの平均年齢

●男性の平均発症年齢は約60歳　　　　　　　　　　　●女性の平均発症年齢は約65歳

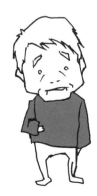

●男性の発症数は女性より1.5倍多い

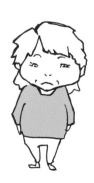

●口腔がんの原因

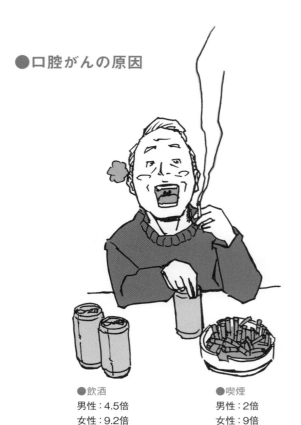

●飲酒
男性：4.5倍
女性：9.2倍

●喫煙
男性：2倍
女性：9倍

上記の数字は、それぞれ飲酒、喫煙をしていない人に対して、
がんの発生の確率が上がることを示しています

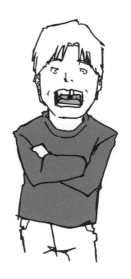

ほかにも歯並びやむし歯、舌をよく噛む癖など
口腔内の刺激が原因ともいわれています

ということは……

●口腔がんの予防

●健康的な生活（禁煙・禁酒）

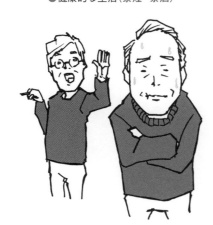

●定期的な通院による口腔内のチェック

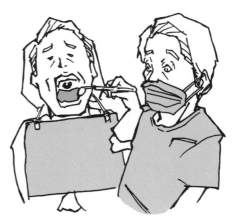

この2つが予防の鍵となりそうですね

●口腔がんに気づく

お口のがんチェック

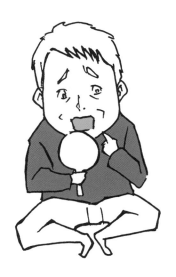

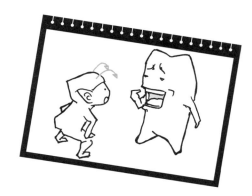

一つでも当てはまることがあれば、歯科医院に相談しましょう！
□ 3週間以上、赤や白の口内炎や腫れはありませんか？
□ 歯周病でもないのに、歯が揺れている
□ 抜歯したところがいつまでも治らない
□ 3週間以上、飲み込みづらい状態が続いている、あるいは声が枯れている

●口のなかに、こんなできものありませんか？

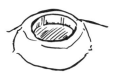

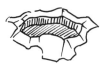

●周りと比べて白い　　●おできになっている　　●極端に赤い　　●隆起している　　●えぐれている

これらのできものは、痛かったりしみたりするものがあります。あとは、極端に硬かったり。
不安があれば、歯科医院で相談してみましょう。

本章の内容は以下を参照しました。
1）日本口腔外科学会. チェアサイドで行う口腔がん検診（スクリーニング）.　https://www.jsoms.or.jp/medical/work/kenshin/
2）柴原孝彦. 口腔がんの制御に向けて. 歯科学報. 2009：109（1）；58-71.

歯が悪くなる話

第7章

歯ぎしりに気をつける

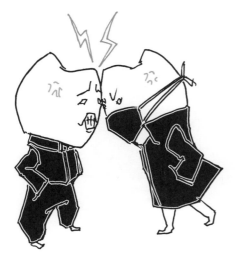

悪い友達とは距離を取る

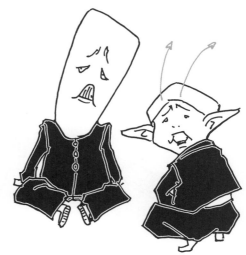

歯に悪いものは避ける

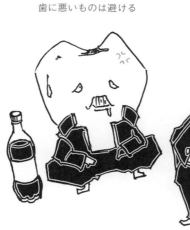

歯に悪い、もしくは歯が悪い

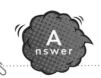

歯が悪くなる条件ってありますか？

A nswer
生活や日常の習慣が、
歯の悪くなる原因となることがあります

日常の、何気ない生活や習慣のなかに歯が悪くなる原因があったりします。

●生活習慣

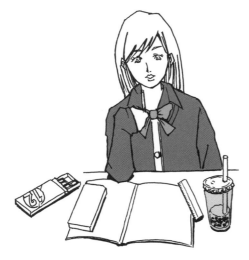

●たとえば、甘いものをだらだら食べ続けると、
むし歯の原因になってしまいます

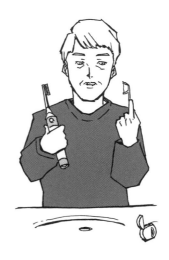

●デンタルフロスや歯間ブラシを使わないと
歯と歯のあいだは磨けません

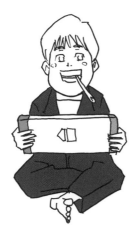

●子どもの場合、仕上げ磨きをしない、
砂糖の入った食べもの・飲みものを不
適切に摂取してしまう、フッ化物の不
使用などの原因でむし歯になること
が多いようです

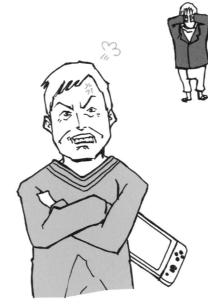

●大人では、生活習慣もありますが、
「噛みしめ」「歯ぎしり」が歯にダメー
ジを与えます。日中、食事のとき以外
で上下の歯が当たっているヒトは要
注意です。就寝中の歯ぎしりがひどい
人のためのナイトガード（マウスピー
ス）を歯科医院で作ることができます

●食べもの・飲みもの

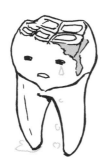

あと、意外と多いのが、酸性の食べもの・飲みものを日常的に摂取していること。これらをだらだら口にし続けることは控えましょう。これに加えて歯ぎしりがあると大変なことになります。摂食障害や逆流性食道炎などで歯が胃酸に晒されると歯が溶けることがあります。病院で適切な処置を受けましょう

●歯が溶ける飲みもの

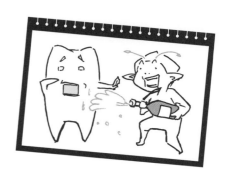

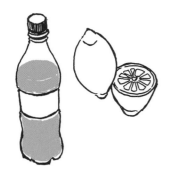 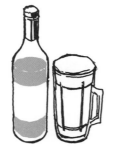 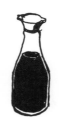

←歯はpH5.5（場所によってはpH6.0）以下になると溶けはじめます。食べもので一度pHが下がったとしても唾液が元のpH6.8（平均値）まで戻して再び安定させてくれるのです

●pH2.0：炭酸飲料やレモンなど　　●pH4.0：ワインやビールなど　　●pH4.7：醤油

ちなみに、スポーツをやる人のためのマウスピースも歯科医院で作ることができます。力を込める際、歯やあごにものすごく負担がかかっていますし、逆にしっかりと噛みしめられないと、力が入らないことも判明しています

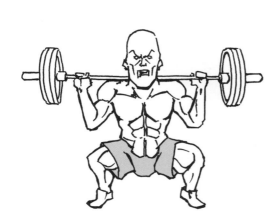 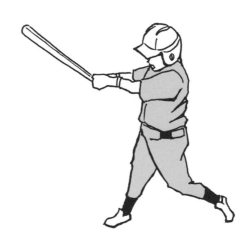

●治療の中断・放置

あと、声を大にしていいたいのが、

治療の中断

はとても良くないということ。治療が途中なまま来院がしばらく途絶えると、次に来たときには抜歯せざるをえないくらい悪くなっていることがあります。

歯科医院には最後まで通い切りましょう！

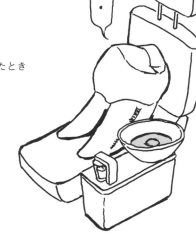

また、

放置

もよくありません。歯は毎日使うものですよね。それをほったらかしにしておくのはよくありません。適度にメインテナンスをしたほうが長持ちしますし、トラブルが起きたときにもすぐに解決します

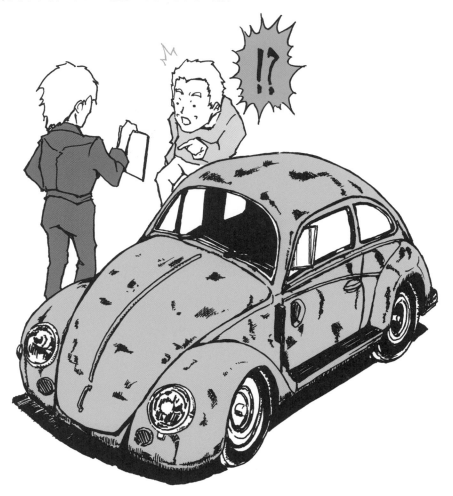

結論：歯科医院で定期検査とメインテナンスを！

図解：歯の壊れ方

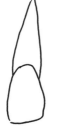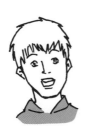

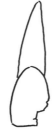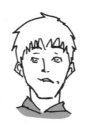

●だいぶ壊れてきた

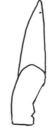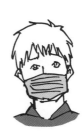

●痛すぎる……

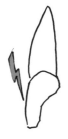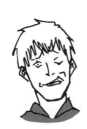

●痛いし、
もっと壊れた……

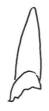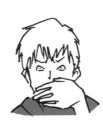

●とりあえず
歯医者で治した

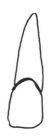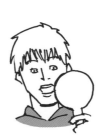

●かぶせものが取れた

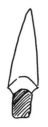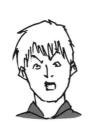

●さらに行った

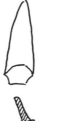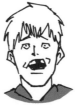

●今一度治してみた
（きちんとケアしてく
ださいね）

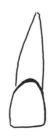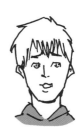

図解：歯のなくなり方に似ている？ 大仏さんのこれまで

（東大寺盧舎那仏像から）

●752年

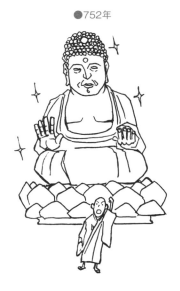

●855年　地震

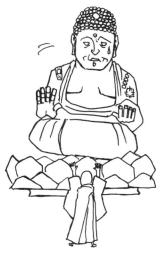
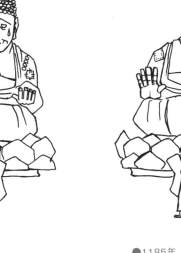

●1180年　1回目の火災

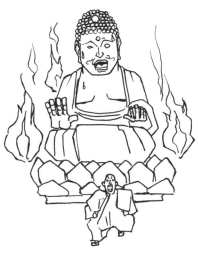

●1185年　頼朝が直した

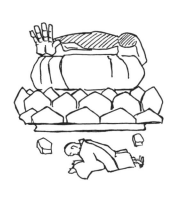
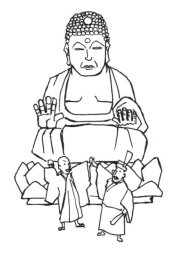

●1567年　2回目の火災

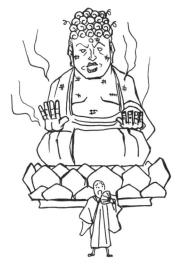

●1610年

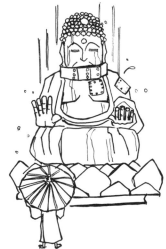

●1692年〜現在　初めの3/4の大きさ

←土台は一緒

土台さえあれば
とりあえず何とかなるカモ

歯が痛い理由と麻酔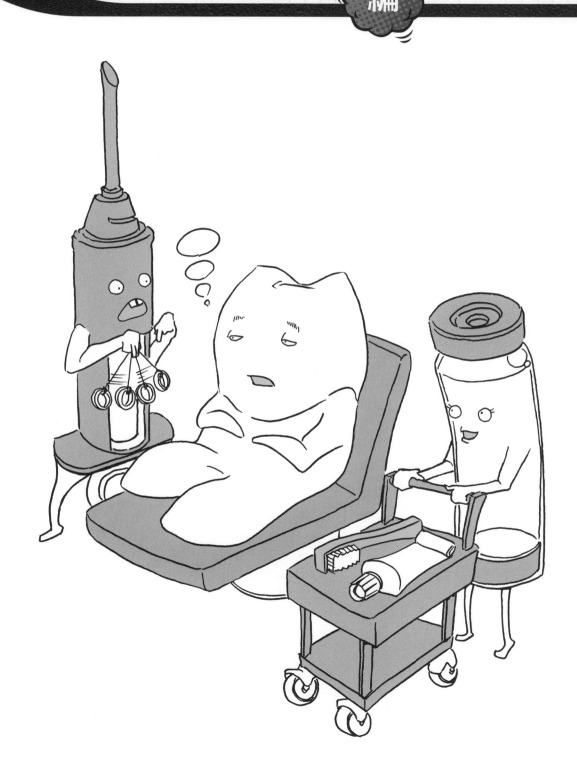編

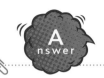
よく歯が痛くなるのだけど、なぜ？

歯はすべての刺激に対して「痛い」としか感じられないのです

Answer

歯科にかかる原因の一つとして、「痛い」があると思います。

● たとえば皮膚の場合

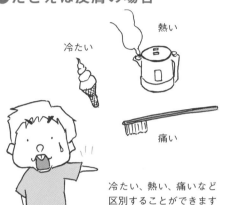

冷たい
熱い
痛い

冷たい、熱い、痛いなど区別することができます

● 歯の場合

・冷たい→痛い
・熱い→痛い
・痛いものは痛い→全部痛い!!

歯は痛みの神経しか持っていない！

ちなみに子どもの場合、表現のレパートリーが少ないので何でも痛いと言いがちです

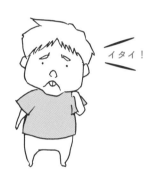

イタイ！

むし歯で歯が痛む理由

● 歯の断面図

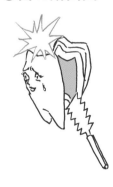

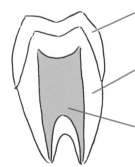

エナメル質
・神経はない
・痛みは感じない

象牙質
・神経が出る
・痛みを感じる

歯髄
・神経や血管その他の塊
・痛みを感じる

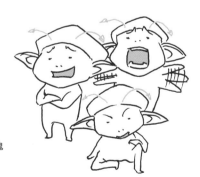

むし歯はむし歯菌の塊です。むし歯菌が歯髄まで届くと身体の防御反応で炎症が起きます

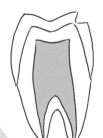

①むし歯がエナメル質内
→痛くない

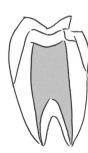

②むし歯が象牙質まで
→しみたり、違和感など何らかの症状が出る

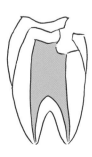

③むし歯が歯髄まで
→噛むと痛い。しみる。または何もしなくても痛い

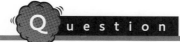
歯の痛みはどう伝えればいいですか?

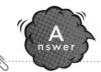
Answer 痛みの種類、位置、タイミングがわかるとよいです

痛みを正確に伝えられると歯科医師の診断・基準がスムーズになります。

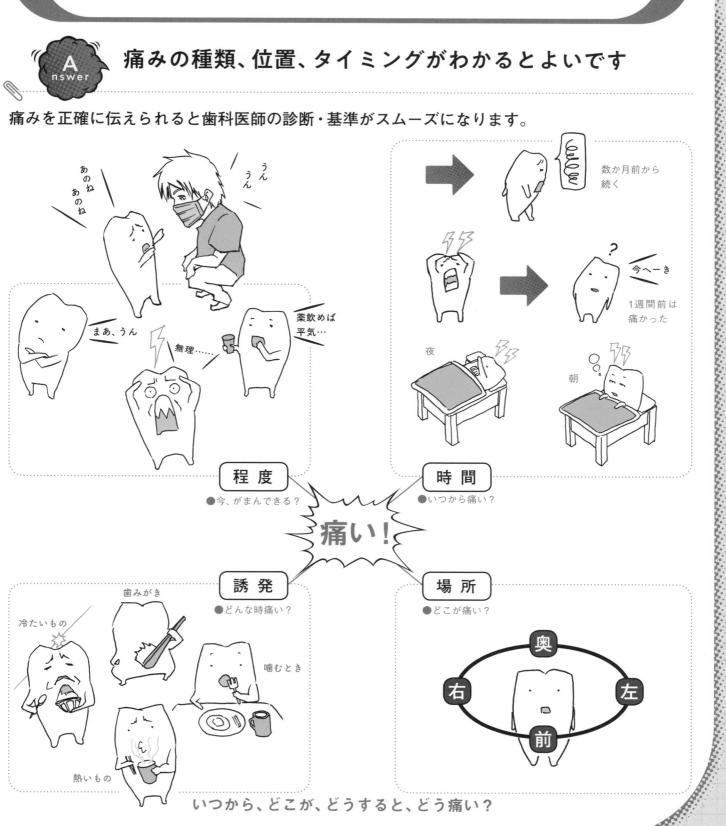

いつから、どこが、どうすると、どう痛い?

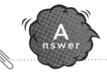
炎症ってどういうこと？

Answer

**ばい菌や怪我したときに起こるものです。
炎症が起こると、痛みを誘発します**

炎症とは、ばい菌が身体のなかに侵入してきて戦っていたり、怪我したときなどにおきます。

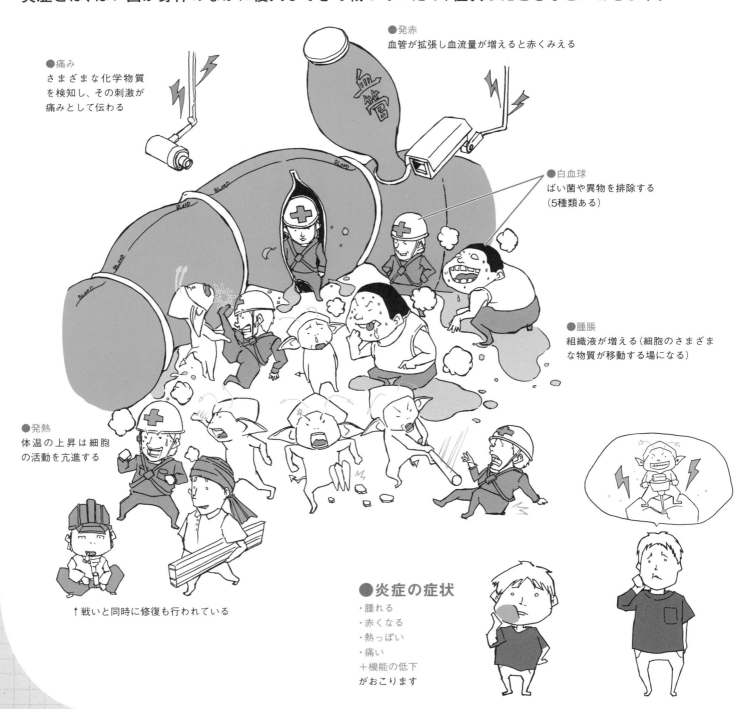

●発赤
血管が拡張し血流量が増えると赤くみえる

●痛み
さまざまな化学物質
を検知し、その刺激が
痛みとして伝わる

●白血球
ばい菌や異物を排除する
（5種類ある）

●腫脹
組織液が増える（細胞のさまざま
な物質が移動する場になる）

●発熱
体温の上昇は細胞
の活動を亢進する

↑戦いと同時に修復も行われている

●炎症の症状
・腫れる
・赤くなる
・熱っぽい
・痛い
＋機能の低下
がおこります

歯のなかでも炎症が起こるの？

歯のなかにばい菌が入ると、そこで炎症が起こることがあります

● 歯のなかで炎症が起こる理屈

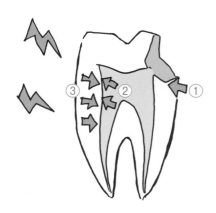

① むし歯が進行
② ばい菌により歯のなかに炎症が起こる
③ 歯は固くて腫れられない
↓
② と③ が押し合って余計に痛くなる

● ただし、「痛い」には個人差がある

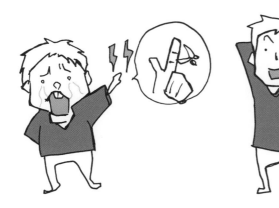

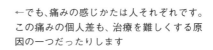

←でも、痛みの感じかたは人それぞれです。この痛みの個人差も、治療を難しくする原因の一つだったりします

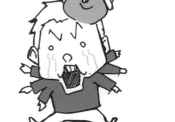

腫れているところを押されたりすると、余計に痛い…ですよね

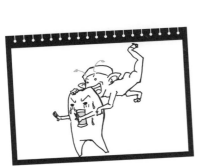

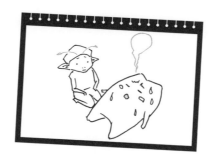

痛いときには、麻酔をしてくれる？

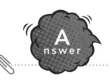

**歯科治療の多くは痛みを伴うので
麻酔をして治療をします**

実は、麻酔の針は直接歯には刺さりません。そのため、歯に麻酔を効かせるには、麻酔薬を歯ぐきと骨の間に入れます。そして、歯の根の部分から麻酔を吸収させるのです。

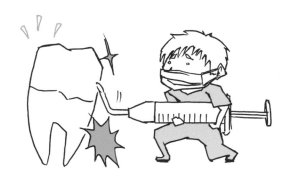

①歯は硬いので針は刺さりません

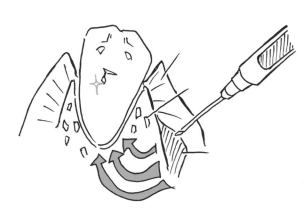

②だから、歯の根の部分から麻酔を吸収させます

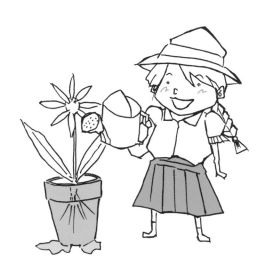

③花の水やりに似ています。土に染み込んだ水を、根から吸収させるのです。

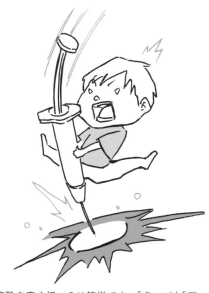

ちなみに、麻酔を痛く打つのは簡単です。「急いで」「固いところに」「垂直に」打ち込めば痛くすることができます。この逆を心がけて痛くないように麻酔をするよう、心がけています

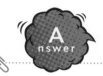

麻酔って効かないときもあるの?

Answer 症状によっては効きにくい場合があります

すでにひどい痛みや腫れがある場合、麻酔は効きにくいです。

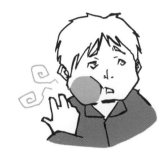

●火事も、ひどければ一瞬で消火できないのと同じような話です。また、炎症が起きているとその部位が酸性になります。酸性下では麻酔の効き目は弱くなります

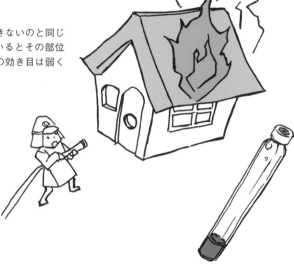

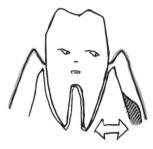

●奥歯は歯ぐきの骨が硬くて厚いので、麻酔が染み込みにくいことがあります

ちなみに、麻酔をすると、ドキドキすることがあります。これは、麻酔の効きをよくするために、アドレナリンが含まれているものがあるからです。

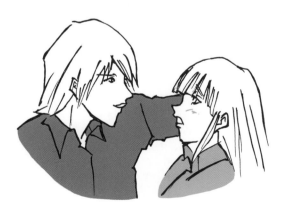

↑アドレナリンなのである意味、似ているかも……

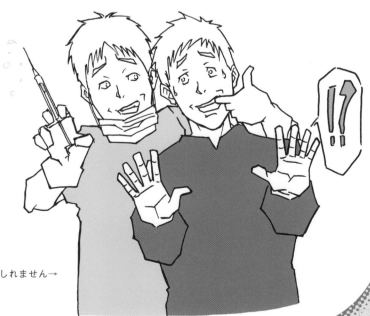

麻酔に対する恐怖心もあるかもしれません→

歯のなかにも神経が通っているの?

A nswer 歯のなかにも神経は通っています。神経があれば当然痛くなりますが、無くても痛くなるときがあります

麻酔が効くくらいですから、歯のなかにも神経は通っています。痛みしか感じない神経なのですが、あってもなくても痛みを引き起こすことがあります。

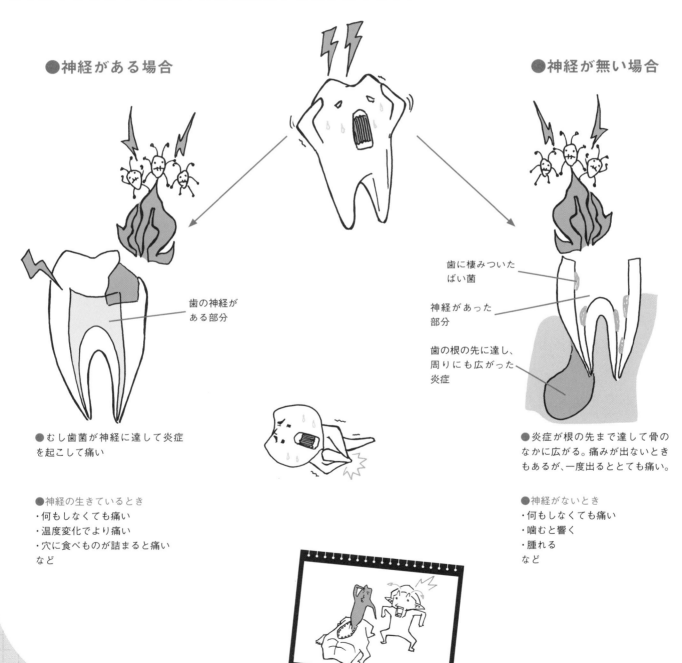

●神経がある場合

歯の神経が
ある部分

●むし歯菌が神経に達して炎症を起こして痛い

●神経の生きているとき
・何もしなくても痛い
・温度変化でより痛い
・穴に食べものが詰まると痛い
など

●神経が無い場合

歯に棲みついた
ばい菌

神経があった
部分

歯の根の先に達し、
周りにも広がった
炎症

●炎症が根の先まで達して骨のなかに広がる。痛みが出ないときもあるが、一度出るととても痛い。

●神経がないとき
・何もしなくても痛い
・噛むと響く
・腫れる
など

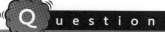
歯が痛くなったら、
どうやって治療するの?

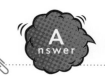
基本的には、
歯の頭をパカッと開けて、歯の根を治療します

歯のなかの痛みは、歯の頭を開けて原因を治療します。

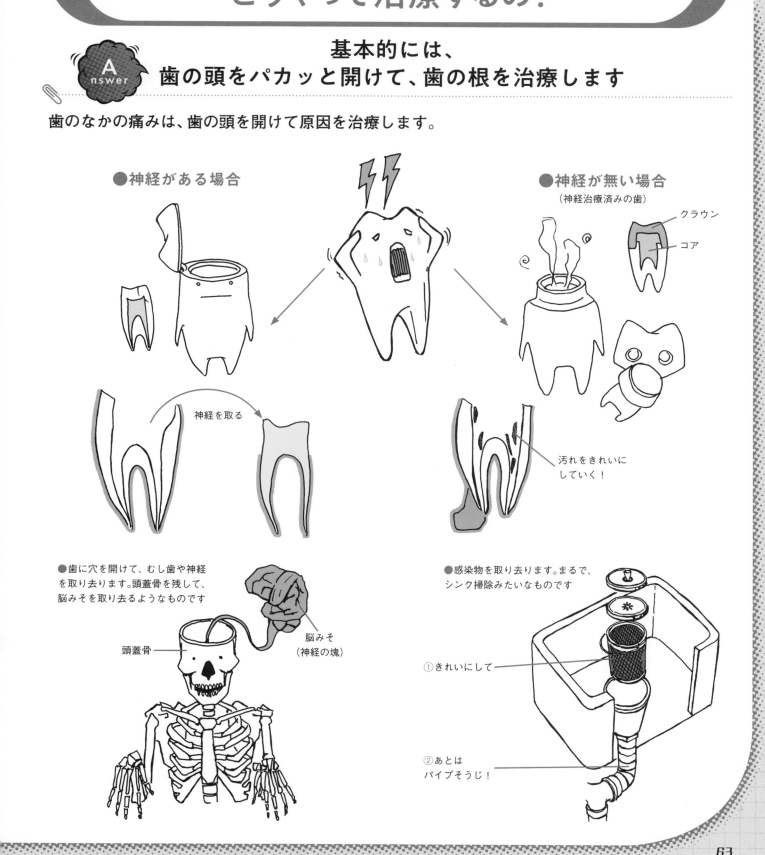

●神経がある場合

●神経が無い場合
（神経治療済みの歯）

クラウン

コア

神経を取る

汚れをきれいに
していく！

●歯に穴を開けて、むし歯や神経
を取り去ります。頭蓋骨を残して、
脳みそを取り去るようなものです

脳みそ
（神経の塊）

頭蓋骨

●感染物を取り去ります。まるで、
シンク掃除みたいなものです

①きれいにして

②あとは
パイプそうじ！

歯の根はどうやって治療を進めるの?

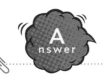

歯の根を掘り進めていく治療があるのです

● 歯は埋まっているので根の長さはわからない!

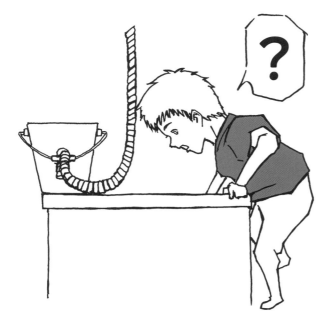

歯は歯ぐきに埋まっているので、外見からは長さが
わかりません。だから、その長さをはかるために、
ピーピーなる機械で長さを測ります

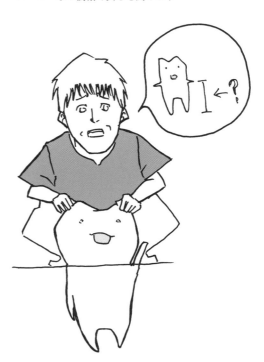

● 根管長測定器の登場!

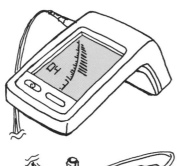

これが、ピーピーなる機械です。電気の流れで長さ
(深さ)を測る仕組みがあります。根の先に達すると
音がなるしくみです

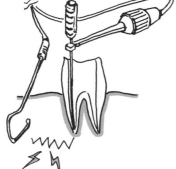

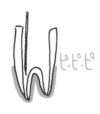

ピ・ピ・ピ

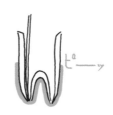

ピーーッ

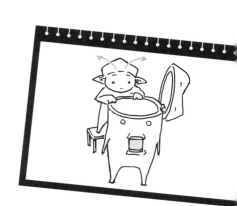

●長さがわかったら、歯の根の先を痛めないように歯のなかをきれいにする

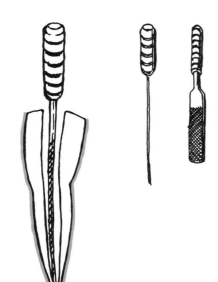

←器具は細いヤスリのようになっています。上下に出し入れすることで細い管の中をきれいにしていきます

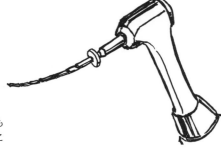

→最近ではこのような回転器具も使用してより効率的に清掃することもできるようになっています

●歯のなかをきれいにしつつ消毒

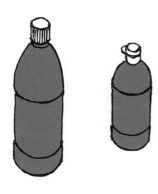

歯の根の治療の最中、プールの匂いがしてくることがあります。これは、塩素系の水で歯の中を消毒しているからです。同時に歯の削りカスを溶かす液体なども使用します

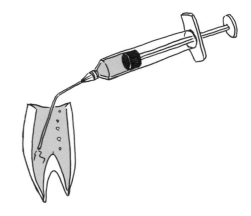

●きれいになったら、埋める

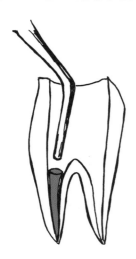

きれいになったら、空洞のままだと再感染がおこってしまうことがあるので、接着剤を使用して天然ゴムなどで封鎖します。歯の上の部分を削っているので、噛んだり、見た目を回復するために詰めものや被せものなどで修復していきます

歯科医院のトリセツ

笠間慎太郎／著

定価（2,700円＋税）　ISBN978-4-263-44596-9

治療編で
お会いしましょう‼

歯科医院のトリセツ

笠間慎太郎／著

治療編

医歯薬出版株式会社

歯が痛いのだけど、これってむし歯……？　歯周病って、どこが悪くなるの……？
身近なようでいて、実はよくわからなかった歯と口の病気と、その治療について解説した本書『歯科医院のトリセツ　治療編』。すべて筆者自身が描きおろした多彩なタッチのイラストで、歯と口の大切さと治療や健康維持へのモチベーションが上がるかもしれません。

◎目次

◎図解

おわりに

「あのー、ちゃんと読みました？」

⋯⋯⋯⋯

中身飛ばしてこの文章を読んでいたら前にお戻りください(笑)。

冗談はさておき、この度は『歯科医院のトリセツ 通院編』を

お読みいただきありがとうございました。

この本の主役は患者さんであり、歯科関係者です。

気づいた方もいらっしゃると思いますが歯科医師は脇役です。

予備知識のない患者さんにもこの歯科という一種独特な世界が身近になるように、

もちろん歯科関係者にも十分意識をして執筆をしました。

歯科医院、それを支える仲間たちそして通院について

少しご理解いただけましたでしょうか？

でも、本番はこれから。治療については本書ではほとんど触れていないのです。

詳細は姉妹編の『歯科医院のトリセツ 治療編』に続きます。

『治療編』を読んでほしいと言っているわけではありません。

『治療編』はもっと核心に迫っていると言っているだけなのです。

『治療編』も買ってほしいと言っているわけではありません。

では、『歯科医院のトリセツ 治療編』でお会いしましょう！

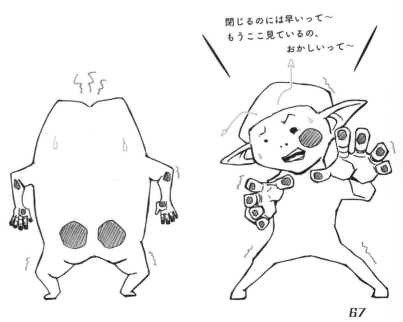

閉じるのには早いって〜
もうここ見ているの、
おかしいって〜

【著者】

笠 間 慎 太 郎
（かさ ま しん た ろう）

　1982 年　神奈川県出身
　2007 年　歯科医師国家試験合格
　2012 年　歯学博士
　2017 年　かさま歯科クリニック院長
　現在に至る

歯科医院のトリセツ　通院編　　　　　　　　ISBN978-4-263-44597-6

2020 年 9 月 10 日　第 1 版第 1 刷発行

　　　　　　　　　　　　　　著　者　笠 間 慎 太 郎
　　　　　　　　　　　　　　発行者　白 石 泰 夫

　　　　　　　　　発行所　医歯薬出版株式会社

　　　　〒 113-8612　東京都文京区本駒込 1-7-10
　　　　TEL.（03）5395-7638（編集）・7630（販売）
　　　　FAX.（03）5395-7639（編集）・7633（販売）
　　　　　　　　　　https://www.ishiyaku.co.jp/
　　　　　　　　　　郵便振替番号 00190-5-13816

乱丁，落丁の際はお取り替えいたします.　　　　印刷・壮光舎印刷／製本・愛千製本所
　　　　　　　　　　© Ishiyaku Publishers, Inc., 2020. Printed in Japan